《**脊柱伤病1000个为什么**》丛书 | 总主编 韦以宗

第八分册

青少年脊柱侧弯

64 个为什么

主编 韦春德 应有荣 王 刚

U0308594

中国中医药出版社

·北京·

图书在版编目（CIP）数据

青少年脊柱侧弯 64 个为什么 / 韦春德，应有荣，王刚主编 . —北京：中国中医药出版社，2019.6（2025.4 重印）

（脊柱伤病 1000 个为什么）

ISBN 978 – 7 – 5132 – 5482 – 3

Ⅰ . ①青…　Ⅱ . ①韦…　②应…　③王…　Ⅲ . ①青少年 – 脊柱畸形 – 问题解答　Ⅳ . ① R682.3–44

中国版本图书馆 CIP 数据核字（2019）第 040583 号

中国中医药出版社出版

北京经济技术开发区科创十三街 31 号院二区 8 号楼

邮政编码　100176

传真　010-64405721

北京盛通印刷股份有限公司印刷

各地新华书店经销

开本 880×1230　1/32　印张 2.5　字数 40 千字

2019 年 6 月第 1 版　2025 年 4 月第 3 次印刷

书号　ISBN 978 – 7 – 5132 – 5482 – 3

定价　25.00 元

网址　www.cptcm.com

服 务 热 线　010-64405510

购 书 热 线　010-89535836

维 权 打 假　010-64405753

微信服务号　zgzyycbs

微商城网址　https://kdt.im/LIdUGr

官 方 微 博　http://e.weibo.com/cptcm

天猫旗舰店网址　https://zgzyycbs.tmall.com

如有印装质量问题请与本社出版部联系（010-64405510）

版权专有　侵权必究

《脊柱伤病1000个为什么》丛书
编委会

总主编	韦以宗
第一分册主编	梁倩倩　李晨光
第二分册主编	安　平　谭树生　郭勇飞
第三分册主编	杨宗胜　郑黎光　陈世忠
第四分册主编	张盛强　关宏刚
第五分册主编	王秀光　王慧敏
第六分册主编	林远方　康　雄　林　峰
第七分册主编	张　琥　赵　帅
第八分册主编	韦春德　应有荣　王　刚
第九分册主编	梅　江　王云江　韦松德
第十分册主编	高　腾　陈剑俊　吴　宁
第十一分册主编	任　鸿　戴国文
第十二分册主编	田新宇　杨书生
第十三分册主编	王　松　张汉卿　张国仪
第十四分册主编	陈文治　吴树旭
第十五分册主编	潘东华　林廷文
学术秘书	王秀光（兼）　杨淑雯　韦全贤
评审专家	（按姓氏笔画排序）
	王秀光　韦春德　李俊杰　吴成如
	邹　培　陈文治　林远方

第八分册
《青少年脊柱侧弯64个为什么》
编委会

总 主 编	韦以宗
主　　编	韦春德　应有荣　王　刚
副 主 编	胡思进　喻勤军　宋晓亚　曹书勤
	郭廷林（马来西亚）
编　　委	（按姓氏笔画排序）
	刘　宁　刘培贤　李晓梦　应方光洁
	张正国　陈德军　郭正权　龚兆阳
	章明勇　董程琳
绘　　图	胡怡淳　刘芳芳
评审专家	李俊杰　林远方　王秀光

前言
PREFACE

　　《脊柱伤病1000个为什么》是一套科普作品，向大众普及人体脊柱解剖结构、运动功能、运动力学知识及常见脊柱伤病的病因病理和诊断治疗、功能锻炼、预防养生的基本知识，共15分册，即《脊柱解剖名词120个为什么》《脊柱运动与运动力学100个为什么》《脊椎错位是百病之源70个为什么》《脊椎骨折80个为什么》《颈椎病86个为什么》《椎间盘突出84个为什么》《胸背痛30个为什么》《青少年脊柱侧弯64个为什么》《腰椎管狭窄症54个为什么》《腰椎滑脱48个为什么》《下腰痛30个为什么》《青年妇女腰胯痛30个为什么》《脊椎骨质疏松54个为什么》《脊柱保健练功100个为什么》《脊柱食疗保健50个为什么》。

　　2016年10月25日，中共中央国务院发布《健康中国2030规划纲要》指出："大力发展中医非药物疗法，使其在常见病、多发病和慢性病防治中发挥独特作用。""到2030年，

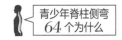
中医药在治未病中的主导作用……得到充分发挥。"①

新版《中华人民共和国职业大典》新增的专业——中医整脊科，正是以"调曲复位为主要技术"的非药物疗法。该学科对人类脊柱运动力学的研究，揭示的脊柱后天自然系统，将在防治脊柱常见病、多发病和慢性病以及治未病中起到独特作用和主导作用。

一、脊柱与健康

当前，颈腰病已严重威胁人类的健康，世界卫生组织已将颈椎病列为十大危害人类健康之首。据有关资料表明，颈腰病年发病率占 30%。在老年人疾病中，颈腰病占 43%，并波及青少年。据调查，有 18.8% 的青少年颈椎生理曲度消失、活动功能障碍。

脊柱可以说是人体生命中枢之一，它包括了人体两大系统，即骨骼系统的中轴支架和脊髓神经系统。除外自身疾病，人体的器官（除大脑之外）几乎都受脊髓神经系统的支配。所以，美国脊骨神经医学会研究证明，人体有 108 种疾病是脊椎错位继发。

① 《中国中医药报》2017 年 8 月 7 日发表的"中医整脊学：人类脊柱研究对健康的独特作用"。

当今，危及人类生命的肿瘤与癌症，一般多认为是免疫功能障碍所致。中医学将人类的免疫功能称为"阳气"，"阳气者，若天与日，失其所，则折寿而不彰"（《素问·生气通天论》）。而位于脊柱的督脉总督阳经，是"阳脉之海"（《十四经发挥》）。可见，脊柱损伤，不仅自身病变，而且骨关节错位，导致脊神经紊乱而诱发诸多疾病。脊椎移位，督脉受阻，阳气不彰（免疫功能下降），可导致危及生命的病症。因此，脊柱的健康也是人体的健康。

二、中医整脊学对人类脊柱的研究

中医对人体生命健康的认知，是"道法自然""天人合一"的，对脊柱的认识是整体的、系统的、动态的。伟大的科学家钱学森说过："系统的理论是现代科学理论里一个非常主要的部分，是现代科学的一个重要组成部分。而中医理论又恰恰与系统论完全融合在一起。"系统论的核心思想是整体观念。钱学森所指的中医系统论，不仅仅局限在人体的系统论，更重要的是天人合一的自然整体观。

系统在空间、时间、功能、结构过程中，没有外界特定干预，这个系统是"自然组织系统"，又称"自组织系统"。人体生命科学的基本概念是"稳定的联系构成系统的结构，

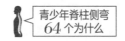

保障系统的有序性"。美国生理学家 Cannon 称为生命的稳态系统，即人体是处在不断变化的外环境中，机体为了保证细胞代谢的正常进行，必须要求机体内部有一个相对稳定的内环境。人类脊柱稳态整体观，表现在遗传基因决定的脊柱骨关节系统、脊髓脊神经系统和附着在脊柱的肌肉韧带系统的有序性。

我们将遗传基因决定形成的系统，称为"脊柱先天自然系统"，即"先天之炁"。如果说，脊柱先天自然系统是四足哺乳动物共同特征的话，中医整脊学对人类脊柱的研究，则揭示了人类特有的"脊柱后天自然系统"，即"后天之气"。

中医整脊学研究证明，人类新生儿脊柱与四足哺乳动物脊柱是一个样的，即没有颈椎和腰椎向前的弯曲。当儿童 6 个多月坐立后，出现腰椎向前的弯曲（以下简称"腰曲"）；当 1 周岁左右站立行走后，颈椎向前的弯曲（以下简称"颈曲"）形成。颈曲和腰曲形成至发育成熟，使人类的脊柱矢状面具备 4 个弯曲——颈曲、胸曲、腰曲和骶曲。这四个弯曲决定了附着脊柱的肌肉韧带的序列，椎管的宽度，脊神经的走向，脊柱的运动功能，乃至脏腑的位置，这是解剖生理的基础。特别是腰曲和颈曲，是人类站立行走后功能决定形态的后天脊柱自然系统组成部分。中医整脊学称之为"椎曲论"，即颈腰椎曲是解剖生理的基础、病因病理的表现、诊断的依据、治疗的目标和疗效评定的标准，是中医整脊科的核心理论之一。

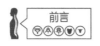

中医整脊学对人类脊柱研究发现另一个后天自然系统，是脊柱四维弯曲体圆运动规律。人类站立在地球上，脊柱无论从冠状面或矢状面都有一中轴线——圆心线。颈椎前有左右各一的斜角肌，后有左右各一的肩胛提肌和斜方肌；腰椎前有左右各一的腰大肌，后有左右各一的竖脊肌。这四维肌肉力量维持脊柱圆运动，维持系统的整体稳态。

由于系统是关联性、有序性和整体性的，对于脊柱整体而言，腰椎是结构力学、运动力学的基础。腰椎一旦侧弯，下段胸椎反向侧弯，上段胸椎又转向侧弯，颈椎也反侧弯；同样，腰曲消失，颈曲也变小，如此维持中轴平衡。

中医整脊学研究人类脊柱发现的脊柱后天自然系统，还表现在脊柱圆筒枢纽的运动力学，以及脊柱轮廓平行四边形平衡理论上。脊柱的运动是肌肉带动头颅、胸廓和骨盆三大圆筒，通过四个枢纽关节带动椎体小圆筒产生运动的。脊柱轮廓矢状面构成一个平行四边形几何图像，从而维持其系统结构的关联性、有序性和整体性。

三、疾病防治的独特作用和主导作用

脊柱疾病的发生，就是脊柱系统整体稳态性紊乱。整体稳态性来源于生命系统的协同性，包括各层次稳态性之间的协同作用。脊柱先天性自然系统的稳态失衡，来源于后天自然系统各层次稳态性协同作用的紊乱。根据系统整体稳态的规律，我们发掘整理中医传统的非药物疗法的正脊骨牵引调曲技术，并通过科学研究，使之规范化，成为中医整脊独特技术。以此非药物疗法为主要技术的中医整脊学，遵循所创立的"理筋、调曲、练功"三大治疗原则，"正脊调曲、针灸推拿、内外用药、功能锻炼"四大疗法，以及"医患合作、筋骨并重、动静结合、内外兼治、上病下治、下病上治、腰痛治腹、腹病治脊"八项措施的非药物疗法为主的中医整脊治疗学。调曲复位就是改善或恢复脊柱的解剖生理关系，达到对位、对线、对轴的目的。

根据脊柱后天自然系统——脊柱运动力学理论指导形成的中医整脊治疗学，成为脊柱常见病、多发病和慢性病共25种疾病的常规疗法，编进《中医整脊常见病诊疗指南》。更重要的是，中医整脊非药物疗法为主的治疗技术，遵循系统工程的基本定律，即"系统性能功效不守恒定律"，是指系统发生变化时，物质能量守恒，但性能和功效不守恒，且不守恒是普遍的、无限的。其依据是：由物质不灭定律和能量守恒定律可知，系统内物质、能量和信息在流动的过程中物质是不灭的、能量是守恒的，而反映系统性能和功效的信息，因可受干扰而失真、放大或缩小，以至湮灭，故是不守恒的。

脊柱疾病的发生，是后天自然系统整体稳态（性能和功效）失衡，影响到先天自然系统的物质和能量（骨关节结构、神经、血液循环和运动功能）紊乱，进而发生病变。中医整脊学非药物为主的治疗方法，就是调整后天自然系统的性能和功效，维护先天自然系统的物质和能量（不损伤和破坏脊柱骨关节结构等组织），是真正的"道法自然"的独特疗法，也必将在脊柱病诊疗中起到主导作用。

另一方面，中医整脊在研究人类脊柱圆运动规律中，发现青年人端坐1小时后，腰曲消失，颈曲也变小，证明脊柱伤病的主要病因是"久坐"导致颈腰曲紊乱而发生病变，因此提出避免"久坐"，并制订"健脊强身十八式"体操，有效防治脊柱伤病。脊柱健，则身体康。中医整脊学对人类脊柱的研究，在治未病中的主导作用，必将得到充分发挥。

综上所述，《脊柱伤病1000个为什么》丛书将有助于广大读者了解自身的脊柱，以及脊柱健康对人体健康的重要性，进而了解脊柱常见疾病发生和防治的规律，将对建设健康中国、为人类的健康事业做出贡献。

世界中医药学会联合会脊柱健康专业委员会

会长 韦以宗

2018年8月1日

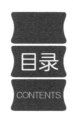

目录
CONTENTS

青少年脊柱侧弯64个为什么

1. 为什么青少年脊柱侧弯症又称为青少年特异性脊柱侧凸症?

答：本病是发生在青少年生长发育期间原因不清楚的脊柱侧凸，是一种脊柱结构性的侧弯，由脊柱的骨骼、肌肉及神经病理改变所致，它有别于成年人功能性和退变性的脊柱侧弯，故称"特异性"（图1、图2）。

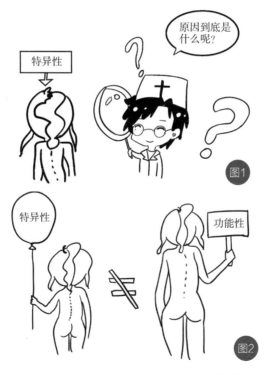

（韦春德、应有荣）

2. 为什么会患青少年脊柱侧弯症?

答:青少年脊柱侧弯症到目前为止还没有一个明确的发病原因,据研究,在青少年生长发育过程中,维持脊柱正常生理形态及功能的骨骼、肌肉及神经的病理性改变,如头颈部外伤、营养不良、胸膜炎、腰大肌发育不良,以及体内激素水平的改变、药物的滥用等,均可成为发病的诱因(图3)。

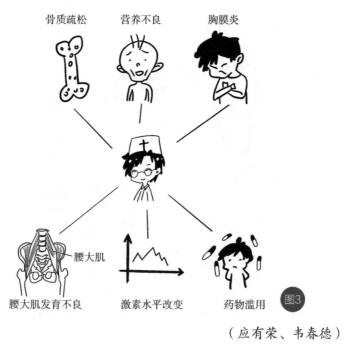

骨质疏松　　营养不良　　胸膜炎

腰大肌

腰大肌发育不良　　激素水平改变　　药物滥用　　图3

（应有荣、韦春德）

3. 为什么说青少年脊柱侧弯症患病率呈上升趋势?

答:国内外脊柱侧弯的发病率为 2%~4%,从深圳市中医院组织的第二届深圳市青少年脊柱健康公益筛查活动中了解到,2013 年对深圳罗湖、南山、福田三个区大约 3 万名 12~14 岁的学生筛查发现,约 1800 名学生存在脊柱侧弯问题,占筛查总量的 6%;2016 年再次对该地区的 20 万名学生进行筛查,发病率达 18%,是国外报道的 3 倍(图 4)。

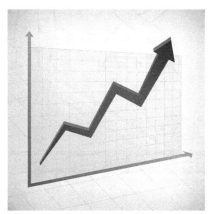

图4

(韦春德、王刚)

4. 为什么说青少年脊柱侧弯症没有遗传因素?

答:通过长期的病例收集和临床观察研究,发现该病

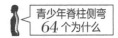

多数发生在青少年的生长发育过程中，受后天致病因素的影响而逐渐形成并发展的，与遗传因素没有关系（图 5）。

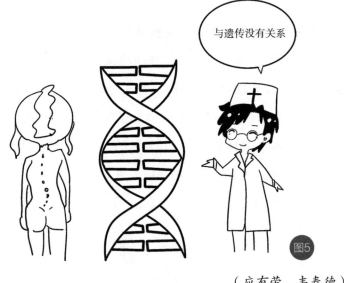

（应有荣、韦春德）

5. 为什么说青少年脊柱侧弯症发病女性多于男性，呈 7：3 的比例？

答：根据临床观察，青少年的脊柱在 6~7 岁开始出现轻度的侧弯，常在 10° 左右，女孩子月经生理期间会逐渐加重，以每年 5°~10° 逐渐加大，根据这一临床现象推测，其病因很可能与女性的生理有一定的关系（图 6~图 8）。

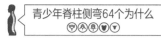

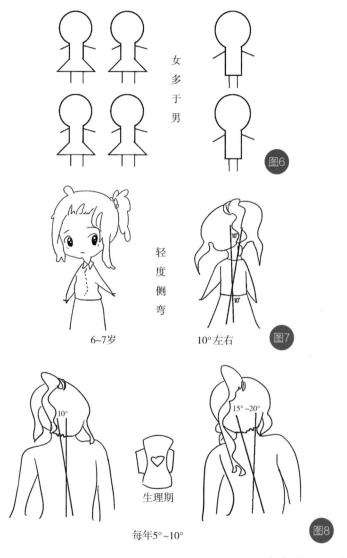

女多于男

图6

轻度侧弯

6~7岁

10°左右

图7

10°

生理期

每年5°~10°

15°~20°

图8

（韦春德、王刚）

6. 为什么营养不良可导致青少年脊柱侧弯症?

答:青少年营养不良常因缺少人体生长所必需的物质,如蛋白质、微量元素、维生素等所致。长期的营养不良容易导致患儿肌肉、骨、软骨的发育不全,如有些患儿从小缺少维生素 D 从而出现了佝偻病,这就可能引起脊柱侧弯。又如,脊柱两侧肌肉发育不良造成肌力不平衡,亦可能引起脊柱侧弯(图9、图10)。

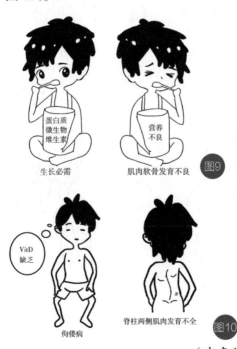

图9

生长必需　　　　　肌肉软骨发育不良

图10

佝偻病　　　　脊柱两侧肌肉发育不全

(韦春德、应有荣)

7. 为什么青少年脊柱侧弯症必须早发现?

答:青少年脊柱侧弯症必须早期发现,及时就医,并根据具体病情及早采用个体化的治疗方案,防止侧弯的进一步发展而使病情恶化。临床实践证明,脊柱侧弯度数越小,治愈的可能性就越大,治疗周期就越短,恢复时间就越快。因此,对青少年脊柱侧弯症必须做到早发现、早诊断、早治疗、早矫正(图11、图12)。

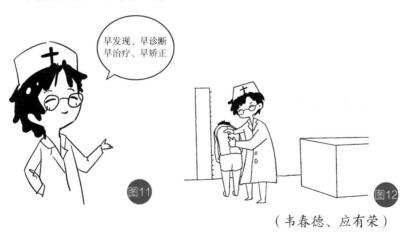

早发现、早诊断
早治疗、早矫正

图11

图12

(韦春德、应有荣)

8. 为什么青少年脊柱侧弯症与坐姿关系不大?

答:青少年脊柱侧弯一般在 6~7 岁的时候就会出现,有的人错误地认为是由于孩子上学坐姿等不正确导致，其实这是错误的理解，一般脊柱侧弯才会引起姿势的不正，所以，侧弯在前，姿势不正在后（图 13）。

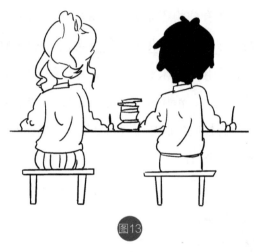

图13

（龚兆阳、胡思进）

9. 为什么脊髓灰质炎、神经纤维瘤、脊髓空洞症、大脑性瘫痪等疾病可导致青少年脊柱侧弯症？

答：脊髓灰质炎、神经纤维瘤、脊髓空洞症、大脑性瘫痪等会导致脊索和髓节发育异常，可出现局部隆起，使肌肉的张力不平衡导致脊柱侧弯。患者发病年龄越小，脊柱侧弯畸形也越严重（图 14）。

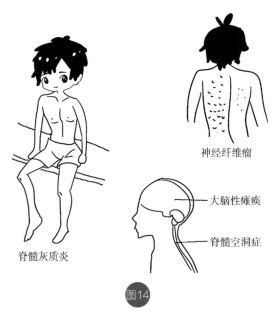

神经纤维瘤

大脑性瘫痪

脊髓空洞症

脊髓灰质炎

图14

（韦春德、曹书勤）

10. 为什么化脓性或结核性胸膜炎可引起青少年脊柱侧弯症？

答：幼年患化脓性或结核性胸膜炎，患肋胸膜过度增厚并发生挛缩；或在儿童期施行胸廓成形术，扰乱了脊椎在发育期间的平衡，均可引起脊柱侧弯（图15）。

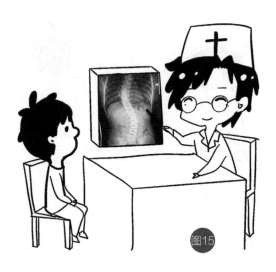

（韦春德、王刚）

11. 为什么韦以宗说青少年脊柱侧弯症源自腰椎?

答：韦以宗在他编著的《中国整脊学》中论述了脊柱四维弯曲体圆运动规律和椎曲论：人出生后 6~7 个月开始坐腰曲形成（图 16、图 17）；到 1 岁站立行走后（图 18），在前后纵韧带和竖脊肌应力作用下，脊柱为适应圆运动规律，为了维持中轴平衡，逐渐出现了颈曲。颈腰曲的发育过程证明腰椎是结构力学和运动力学的基础，从功能决定形态的观点看，腰椎对颈胸椎有直接的力学关系。据此，韦以宗还通过影像学观测发现，一侧腰大肌缩小度和腰椎侧弯度成正比，认为本病是一侧腰大肌不发育并变小，导致腰椎双侧力学失衡，进而引起腰椎椎体旋转侧弯，继发胸椎侧弯。这就是青少年脊柱侧弯症源自腰椎的理论基础。

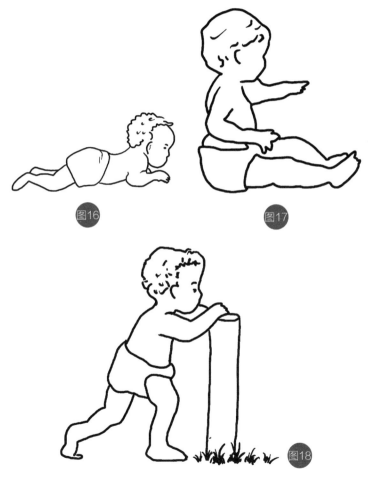

图16

图17

图18

（韦春德、应有荣）

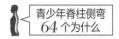
12. 为什么发现儿童腰背肌肉不对称应及时找整脊科医师检查？

答：当儿童腰背部肌肉发育不对称，家长从肉眼就能观察出来时，说明该儿童存在极大的脊柱侧弯风险，因此必须及时找整脊科或骨科医师进行专业检查，以免耽误患儿的治疗（图 19）。

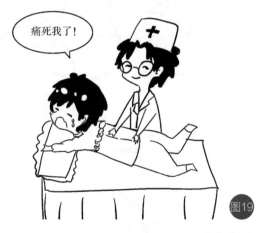

痛死我了！

图19

（韦春德、曹书勤）

13. 为什么一旦发现孩子坐姿习惯歪身子就应注意有否脊柱侧弯了？

答：儿童脊柱侧弯的早期都会体现在姿势的不正常上，因为

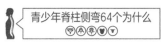
总是侧弯在前，姿势不正在后，故应该引起家长的注意（图20）。

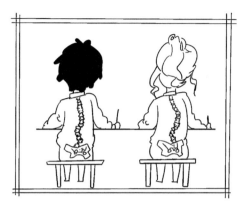

图20

（刘宁、宋晓亚）

14. 为什么女孩子到 11~13 岁月经初潮时要特别注意脊柱侧弯症？

答：目前还没有权威数据显示女孩子月经初潮激素失调与青少年脊柱侧弯症有必然联系，但根据我们临床的观察，青少年脊柱侧弯都与腰大肌的发育相关，如果女孩子在 6~7 岁开始就出现了轻度脊柱侧弯，那么，在青春期的月经紊乱或者痛经烦恼影响下，更容易让侧弯

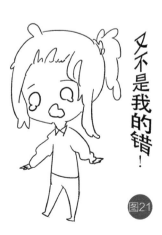

又不是我的错！

图21

的度数加大，故此期间需特别注意（图 21 ）。

（刘宁、宋晓亚）

15. 为什么青少年脊柱侧弯症要详细了解个人史？

答：青少年脊柱侧弯症到目前为止还没有一个明确的发病原因，据研究，青少年胃肠功能失调，经常出现的腹痛也会刺激到青少年的腰大肌发育，使腰大肌发育不良出现不平衡，从而造成脊柱侧弯。故详细了解患者的个人疾病史，可以进一步探索患者的致病因素，从而更好地针对病因治疗（图 22 ）。

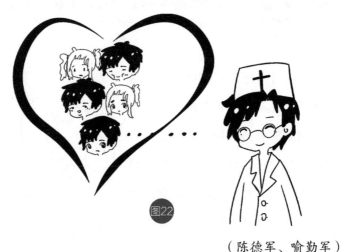

图22

（陈德军、喻勤军）

16. 为什么青少年脊柱侧弯症查体应取站立位？

答：脊柱在人体站立位时，因受地球引力的影响，腰大肌处于等长收缩，将腰曲拉向前，因此，人体站立位的腰曲要比卧位或坐位的腰曲大，而且站立位时脊柱周围的肌肉韧带处于工作状态，脊柱侧弯凹侧腰大肌不作为明显，因此站立位侧弯度数会比卧位时大。可见，青少年脊柱侧弯症患者行站立位查体更能真实反映病情，对于侧弯度数小的患儿能够及早发现（图23、图24）。

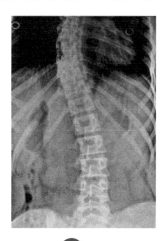 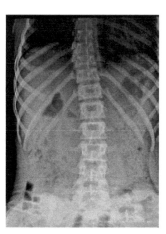

图23 站立时　　　　图24 卧位时

（应有荣、喻勤军）

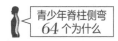
17. 为什么测量青少年脊柱侧弯症度数常用科布氏（Cobb）法？该法是如何测量的？

答：科布氏（Cobb）法对青少年脊柱侧弯的测量是目前比较权威的，由于是国内外通用的专业测量方法，因此是青少年脊柱侧弯症测量的首选方法。Cobb 测量法用于测量脊柱标准全长的 X 线正位相片。首先，我们要确定侧弯的端椎。上、下端椎是指侧弯中向脊柱侧弯凹侧倾斜度最大的椎体。第二步，沿上端椎的椎体上缘划一横线，同样沿下端椎椎体的下缘划一横线。对此两横线各作一垂直线。第三步，两个垂直线的交角就是 Cobb 角。

注：对于较大的侧弯，上述两横线的直接交角亦等同于 Cobb 角（图 25）。

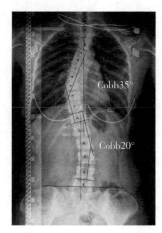

图25

（韦春德、喻勤军）

18. 为什么用科布氏（Cobb）法测量脊柱侧弯度数，端椎的选取要前后一致？

答：脊柱侧弯症凸侧的椎间隙较宽，而在凹侧椎间隙开始变宽的第一个椎体被认为不属于该弯曲的一部分，因此其相邻的一个椎体被认为是该弯曲的端椎，所以一定要前后一致（图26）。

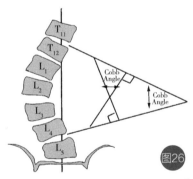

图26

（王刚、喻勤军）

19. 为什么青少年脊柱侧弯症要进行详细的神经系统检查？

答：脊柱侧弯症导致脊柱的四维弯曲体圆运动及圆筒枢纽正常生理功能遭到破坏，脊髓及脊神经、神经根往往受到压迫而引起相应的神经症状，严重时还会引起截瘫，因而进

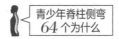
行详细的神经系统检查可以了解病变对神经系统影响的轻重程度（图 27）。

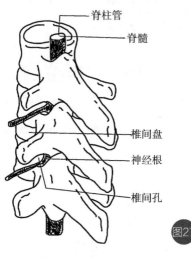

脊柱管

脊髓

椎间盘

神经根

椎间孔

图27

（王刚、胡思进）

20. 为什么青少年脊柱侧弯症行 X 线检查是诊断和评价的主要手段?

答：脊柱正侧位 X 光片及颈椎张口位片、腰椎双斜位片可以了解脊柱整体形态的变化，排除先天结构异常，评估脊柱侧弯程度。治疗后复查 X 片还有助于了解侧弯恢复情况，便于对相应功能锻炼进行指导等。因此，行 X 线检查是诊断和评价的主要手段（图 28、图 29）。

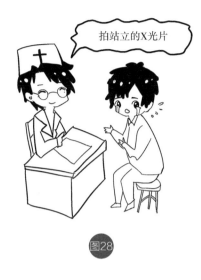

图28

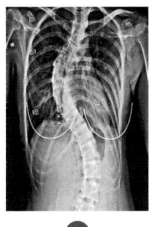

图29

（陈德军、胡思进）

21. 为什么部分青少年脊柱侧弯症需行 CT/MRI 检查？

答：CT/MRI能检查出 X 光片所不能观察到的一些特殊病变，如椎间盘突出的程度、骨肿瘤、椎管狭窄的程度、神经及脊髓是否受压、维持脊柱生理形态及功能的肌肉萎缩变异的程度等，因而部分侧弯比较明显的青少年需行 CT/MRI 检查（图 30）。

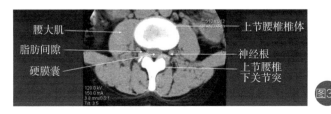

图30

（陈德军、应有荣）

22. 为什么青少年脊柱侧弯症 X 线检查需要站立位?

答：临床测量表明，青少年脊柱侧弯症站立位与卧位状态下 X 光片脊柱的侧弯度数相差 10°～15°，也就是说，如果站立位侧弯是 45°，那么卧位侧弯可能是 30°～35°。只有在站立位，我们才能正确地观察并分析脊柱的中轴线。所以 X 线检查必须以站立位为标准（图31、图32）。

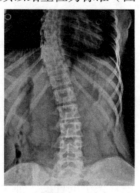 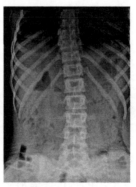

图31　站立时　　　　图32　卧位时

（陈德军、应有荣）

23. 为什么青少年脊柱侧弯症会两侧肩胛有高低，且不在同一个平面?

答：由于腰大肌的不作为导致椎曲紊乱，胸椎一旦出现

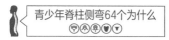
侧弯，颈椎及胸椎附着的肌肉产生失衡引起颈曲紊乱，维持正常颈曲的肩胛提肌、斜方肌及两侧斜角肌出现不对称，导致胸廓变形，锁骨不等高，两侧肩胛有高低，且不在同一个平面（图33、图34）。

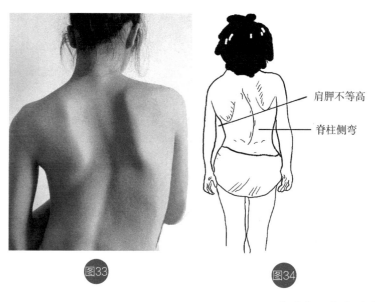

图33　　　　　　　　图34

（刘宁、韦春德）

24. 为什么有的青少年脊柱侧弯症患者会出现头晕头痛？

答：脊柱侧弯后，脊柱轮廓为了适应平行四边形平衡，颈椎随之旋转侧弯，使椎动脉产生扭曲变形，从而引起脑供血不足，出现头晕头痛（图35、图36）。

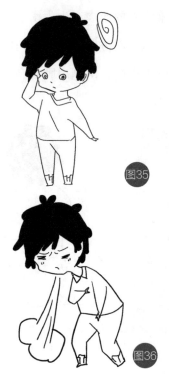

图35

图36

（应方光洁、应有荣）

25. 为什么青少年脊柱侧弯症患者会心慌？

答：现代医学从动物实验和临床观察中证实了脊柱病是冠心病与心律失常的发病原因之一，由于脊柱侧弯导致胸廓旋转变形、颈胸椎出现位移，产生相应的颈交感神经、颈神经卡压以及椎动脉供血不足，特别是胸椎向左侧弯会压迫到心脏，从

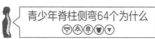
而出现心慌，尤其在劳累或运动后更加明显（图37）。

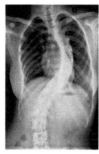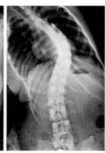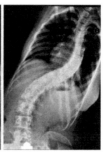

图37　侧弯的脊柱挤压心肺

（应方光洁、应有荣）

26. 为什么青少年脊柱侧弯症会引起胃脘痛?

答：因为脊柱侧弯胸椎小关节紊乱及周围软组织受损，当胸椎及周围软组织发生改变，使固有的生理平衡失衡，势必刺激相应自主神经，导致自主神经功能紊乱，诱发胃脘痛而引起一系列症状（图38）。

（应方光洁、应有荣）

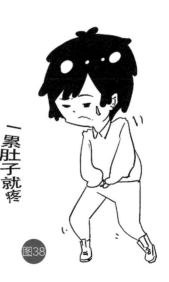

一累肚子就疼

图38

27. 为什么青少年脊柱侧弯症会引起女性月经不调、痛经?

答:现代研究表明,女性月经周期的调节是受到神经系统和大脑皮质及其他内分泌腺的影响的,青少年女性脊柱侧弯后,会造成脊柱的腰曲和颈曲改变而出现椎曲紊乱,刺激生殖神经引起生殖器官功能紊乱,继而引起月经失调、痛经(图39)。

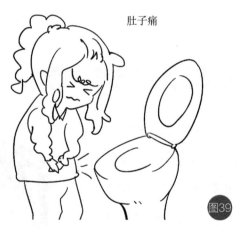

肚子痛

图39

(韦春德、曹书勤)

28. 为什么青少年脊柱侧弯症会引起呼吸不畅、气短?

答:因为脊柱侧弯后,脊柱骨关节紊乱,依靠肌肉、韧带、筋膜等悬挂在脊柱上的肺脏也会发生位移，使相应的神经功能产生紊乱，故可产生呼吸不畅、气短等症状（图40）。

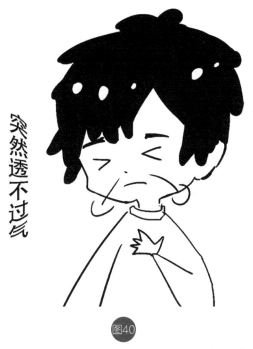

图40

（李晓梦、应有荣）

29. 为什么青少年脊柱侧弯症会引起膝踝疼痛？

答：青少年脊柱侧弯后，由于一侧腰大肌短缩，容易引起骨盆的不对称及下肢不等长，久而久之，膝踝部应力异常，

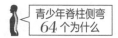
故容易出现疼痛（图41）。

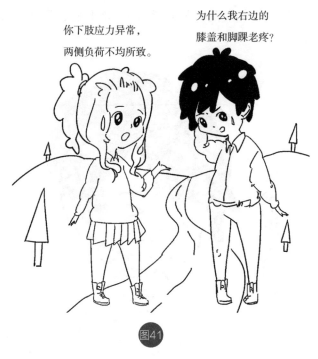

图41

（韦春德、郭正权）

30. 为什么青少年脊柱侧弯症会引起双下肢不等长？

答：青少年脊柱侧弯多为单侧的腰大肌不作为所致，病久引起凹侧的腰大肌萎缩，脊柱椎体旋转、腰曲紊乱以及髂腰韧带失衡，加重骨盆旋转倾斜，引起双下肢不等长（图42）。

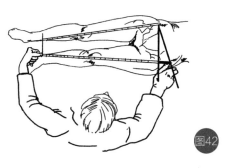

图42

（龚兆阳、胡思进）

31. 为什么青少年脊柱侧弯症会出现髋关节疼痛？

答：因脊柱侧弯失衡，导致生理性中轴承载的力直接压到髋关节并向下传导，久而久之关节负重超过正常负荷，形成机械性磨损而出现损伤，刺激关节滑膜引起髋关节疼痛（图43）。

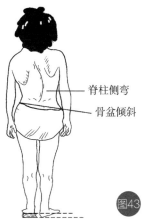

脊柱侧弯

骨盆倾斜

图43

（韦春德、胡思进）

32. 为什么严重的青少年脊柱侧弯症会引起椎管狭窄或截瘫?

答：当脊柱侧弯到一定角度后，椎管也相应地受脊柱侧弯、椎体旋转的影响而相对变窄，当变窄的椎管不能给脊髓提供一个正常的容纳环境后，脊髓就会受到压迫，从而引起相应症状，严重时还会引起椎管狭窄或截瘫（图 44）。

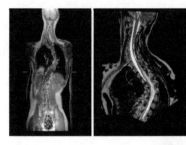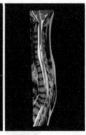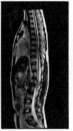

图44

（龚兆阳、胡思进）

33. 为什么青少年脊柱侧弯症需要家长的配合治疗?

答：青少年脊柱侧弯症一般很难早期发现，当侧弯被发现时，脊柱的力学平衡系统以及脊柱四维弯曲体正常形态都已经被破坏，因而只单纯地靠自己锻炼很难纠正已成定势的病理改变，这时就需要中医整脊科医生进行理筋、调曲、练功三合一治疗，尤其以练功作为重要的康复方法，所以需要家长的督促和配合（图45~图47）。

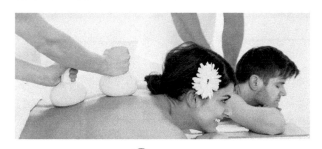

图45 理筋

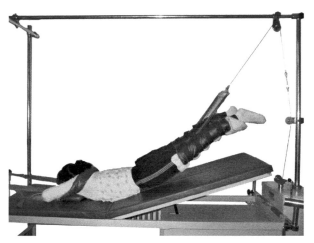

图46 调曲

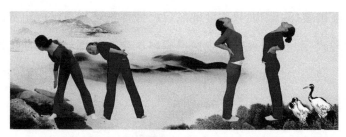

 练功

（李晓梦、韦春德）

34. 为什么青少年脊柱侧弯症的治疗无需忌口？

答：一般来说，饮食只要是符合营养学要求的，都可以吃，只要不挑食，不食用过量含激素的食品，就对脊柱侧弯的治疗没有明显的影响。但是，从中医的角度来说，可以口服补益肝肾、强筋壮骨的中药来增强疗效（图48）。

吃饭不挑食

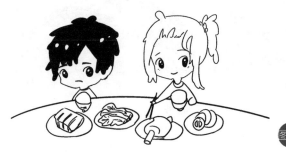

图48

（章明勇、张正国）

35. 为什么青少年脊柱侧弯症只靠自己锻炼而不治疗很难有效？

答：因为肌肉力量的恢复仅靠推拿按摩和自我锻炼很难达到，而且脊柱侧弯是由于脊柱骨关节的旋转错位、粘连导致，如骨关节不复位，即使肌肉有力了也纠正不了侧弯，所以必须结合正规的整脊系统治疗（图49）。

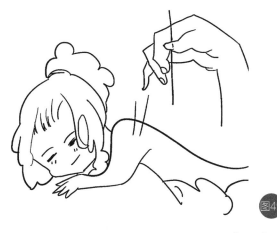

图49

（王刚、韦春德）

36. 为什么青少年脊柱侧弯症不能随便做按摩？

答：青少年脊柱侧弯者多伴有一侧腰大肌缩小、不作为，故对脊柱侧弯的按摩必须做到定位清晰，扶弱，即针对不作为、萎缩的肌肉做治疗。故该病不能随便做按摩，需要找整脊专科医师，否则轻则无效，重则加重病情（图50）。

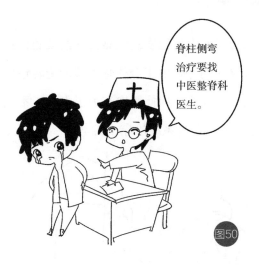

图50

（王刚、韦春德）

37. 为什么韦以宗说中医整脊是治疗青少年脊柱侧弯症的理想办法？

答："中医整脊"通过理筋、调曲、练功三合一的无痛无创疗法，以恢复脊柱两侧肌肉力量平衡、纠正椎体旋转侧弯为主要目的，治疗青少年脊柱侧弯症，使患脊柱侧弯的青少年免去了手术及佩戴支具之苦，因此是一种理想的办法（图

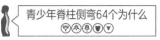

51、图 52）。

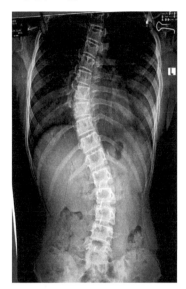

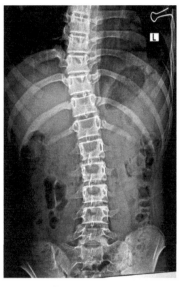

 图51　女，13岁，治疗前　　　　　图52　复位后2周

（韦春德、应有荣）

38. 为什么说腰大肌和竖脊肌对青少年脊柱侧弯症有重要作用？

答：按照椎曲论的原理，正常的椎曲是由脊椎前侧的两组腰大肌和后侧的两组竖脊肌形成四维稳定结构的，当一侧腰大肌发育不良进而萎缩后，相应的该侧腰大肌对腰椎的支撑收缩功能就比对侧差，腰椎双侧的应力结构发生改变，引起椎体向健侧牵拉旋转，导致腰椎双侧力学失衡，腰曲一旦发生紊乱，继发胸椎颈椎侧弯而演变成整个脊柱侧弯。因此说，青少年脊柱侧弯症的主要原因是一侧腰大肌不作为（图53）。

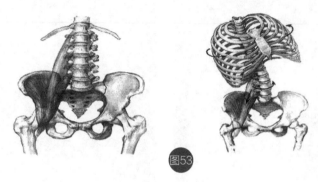

图53

（韦春德、胡思进）

39. 为什么说"中医整脊"治疗青少年脊柱侧弯症与其他治疗方法不一样？

答：目前对青少年脊柱侧弯的治疗，西医对度数较小（小于40°）的患者采用佩戴支具治疗，度数较大者（大于40°）采用手术疗法，无论是佩戴支具还是手术，患者都难以接受（图54、图55）。中医整脊以恢复脊柱的肌肉力量为主要目的，其疗效显著，复发率低，无痛苦，无创伤。因此，方法不一样。

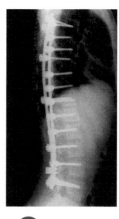

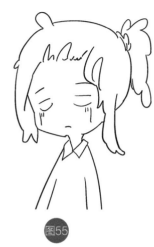

宝宝好害怕

图54　西医治疗方法　　　　　图55

（韦春德、王刚）

40. 为什么"中医整脊"疗法是动静结合疗法?

答：中医整脊以"理筋、调曲、练功"为三大治疗原则，理筋以改善和恢复肌肉、韧带功能；调曲以改善椎体旋转侧弯，椎曲异常。肌肉、韧带是骨关节活动的动力，骨骼在没有肌肉韧带的参与下是静止的，而练功则是脊柱侧弯症治疗的辅助功能锻炼，是动的体现。所以说，中医整脊对青少年脊柱侧弯症的治疗是动静结合的疗法（图56、图57）。

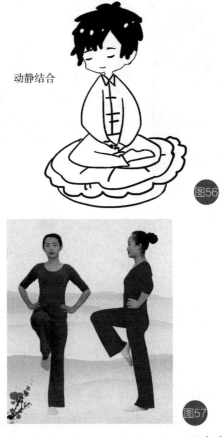

动静结合

图56

图57

（韦春德、刘宁）

41. 为什么说"中医整脊"治疗青少年脊柱侧弯症是无痛无创疗法？

　　答："中医整脊"是采用传统中医治疗技术——理筋、调

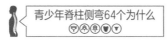
曲、练功三位一体的、经过科学验证且行之有效的疗法，这是一种无手术创伤的治疗方法。

请看下面的案例：女，14 岁，治疗前胸椎侧弯 45°（图58、图 59）。治疗后，胸椎侧弯恢复到 25°（图 60、图 61）。

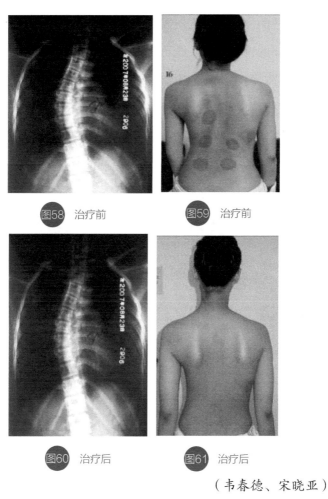

图58 治疗前　　图59 治疗前

图60 治疗后　　图61 治疗后

（韦春德、宋晓亚）

42. 为什么青少年脊柱侧弯症需佩戴弹力强筋腰围?

答:弹力强筋腰围是一款根据椎曲论原理研发,针对青少年脊柱侧弯一侧腰大肌发育不良而制作的腰围,它有别于传统笨拙的矫形支具,既可以纠正侧弯、保护椎曲,又具有简洁轻巧、便于佩戴和不影响患儿日常生活学习的优点,是青少年脊柱侧弯症患者的首选(图62、图63)。

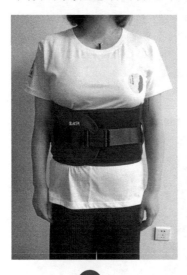

图62

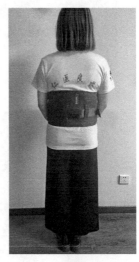

图63

(韦春德、应有荣)

43. 为什么青少年脊柱侧弯症功能锻炼要注意方法?

答:青少年脊柱侧弯症多伴有一侧腰大肌缩小、不作为,而脊柱侧弯症练功主要针对一侧不作为肌群进行锻炼,因此要注意功能锻炼的方法。好似"劫富济贫",需加强弱侧,有效地调整相对力的平衡,从而达到动静系统结合(图64、图65)。

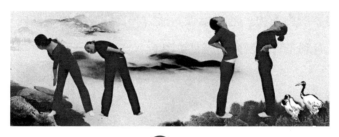

图64

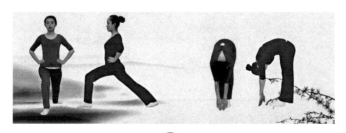

图65

(应方光洁、应有荣)

44. 为什么俯卧撑有利于青少年脊柱侧弯症康复？

答：临床常见青少年脊柱侧弯症多为一侧腰大肌不发育变小，导致腰椎双侧力学失衡，引起腰椎椎体旋转、侧弯，继发胸椎侧弯。同时，脊柱的侧弯进一步破坏整体力学（竖脊肌、骶髂韧带等）的失衡。因此，在治疗上，首要恢复、改善动力肌肉韧带。俯卧撑能调整竖脊肌、腰大肌、骶髂韧带前后的维系力，通过增强其活力和韧性，维护脊柱内外平衡，有利于脊柱侧弯的康复（图66）。

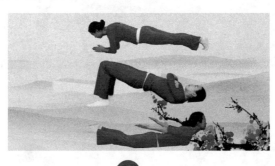

图66

（龚兆阳、章明勇）

45. 为什么青少年脊柱侧弯症功能锻炼要分清左右？

答：青少年脊柱侧弯症多伴有一侧腰大肌缩小、不作为，而脊柱侧弯症功能锻炼主要针对一侧不作为肌群，因此需要分清左右。好似"劫富济贫"，需加强凹侧，松解凸侧，有效地调整相对力的平衡，从而达到动静系统结合（图67）。

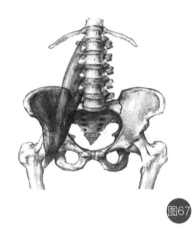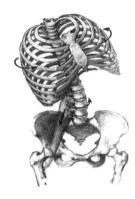

图67

（应方光洁、韦春德）

46. 为什么青少年脊柱侧弯症练跨步压腿要右腿在前？

答：青少年脊柱侧弯症多呈胸椎向右旋转侧弯，腰椎向左旋转侧弯，伴有腰大肌缩小、不作为，而脊柱侧弯练功多偏一侧肌群锻炼，因此需要分清左右，在练跨步压腿时需右腿在前，左腿后伸，以牵拉左侧腰大肌，从而加强左侧腰大肌肌力，并通过恢复动力系统来纠正静态系统

（图 68、图 69）。

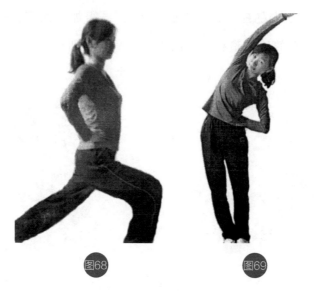

图68　　　　　　　图69

（董程琳、韦春德）

47. 为什么青少年脊柱侧弯症患者不适合做激烈的体育
运动?

　　答：青少年脊柱侧弯症患者多伴有一侧腰大肌缩小、不
作为，故在日常的生活中，首先不建议做较为激烈的体育锻
炼，可多做以肢体单侧运动为主的球类体育项目，如网球、
乒乓球、保龄球、羽毛球等（图 70、图 71）。

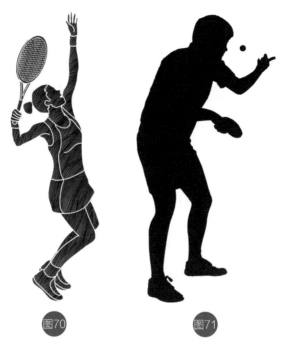

图70　　　　　　　　　　图71

（董程琳、韦春德）

48. 为什么拍墙松筋练功法对胸椎侧弯有疗效？

答：维系胸椎、颈椎中轴位的斜方肌、头颈夹肌、肩胛部肌肉、项韧带等均附着于肩胛、胸椎，若肌力失去平衡，可导致胸椎关节错位、旋转、侧弯等。拍墙松筋练功法通过直立双手抱肩，使肩胛内双侧大小菱形肌等肌群充分牵拉，恢复其力学平衡，再通过背部对墙的拍打，可纠正胸椎关节

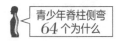
的紊乱，从而起到改善侧弯的作用（图72、图73）。

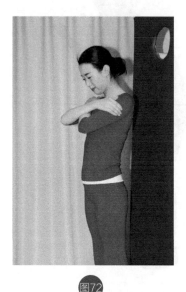

图72

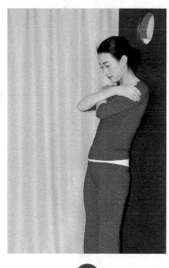

图73

（龚兆阳、张正国）

49. 为什么青少年脊柱侧弯症患者不宜跑步及举重运动？

答：脊柱侧弯会破坏脊柱阻尼振动的平衡，此时剧烈运动、负重运动下，会进一步加重侧弯程度。另外，临床研究表明脊柱侧弯者椎旁肌的肌耐力较差，而且重度侧弯者易影响心肺功能，因此该类患者易疲劳，运动后易出现气短、呼吸困难、胸闷、心悸、下肢麻木等不适症状（图74、图75）。

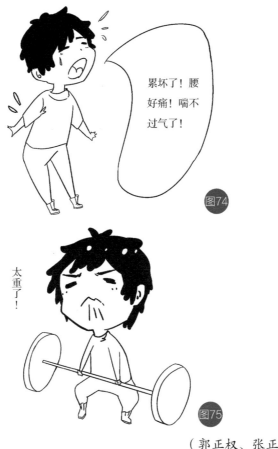

图74

图75

（郭正权、张正国）

50. 为什么青少年脊柱侧弯症对向挤压治法无效，且加重损伤？

答：因对向挤压法即是有些人想当然把脊柱当作一根铁

丝、一根柔软的木棍，试图通过将凸侧向凹侧挤压法来纠正脊柱侧弯。脊柱侧弯是肌肉韧带失衡后导致的椎体旋转、侧弯，非平面侧弯。且脊柱侧弯后椎曲的病理性改变，必然导致所附着的肌肉等长收缩、等张收缩的失衡，所附着韧带的长度及宽度也失衡，严重者导致撕裂或粘连。在未能改善脊柱周围肌肉韧带系统的情况下，进行对向挤压等正骨调曲治疗，非但不能纠正椎体的旋转倾斜，甚至会导致肌肉韧带的损伤，从而加重病情。因此，理筋是调曲的必要前提（图 76）。

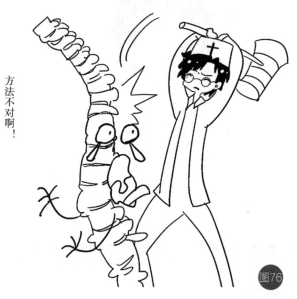

方法不对啊！

图76

（胡思进、韦春德）

51. 为什么青少年脊柱侧弯症患者宜多食含钙类食品?

答：钙对青少年骨骼发育生长有促进作用，增加钙的摄入量可以对骨骼起到保护作用（图77、图78）。

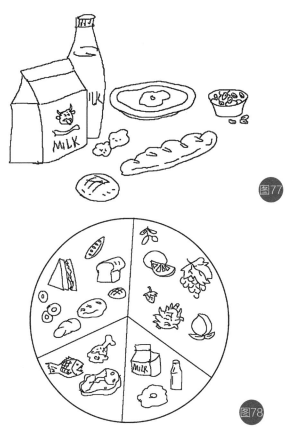

图77

图78

（韦春德、郭廷林）

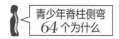
52. 为什么垫鞋垫不能矫正青少年脊柱侧弯症引起的长短腿?

答:脊柱是稳定人体正立的中轴,脊柱侧弯会导致骨盆的倾斜,而青少年脊柱侧弯后出现的长短腿多与骨盆的倾斜有关。因此,脊柱侧弯在前,骨盆倾斜造成的长短腿在后,单纯通过垫鞋垫是不能矫正脊柱侧弯后出现的长短腿症状的(图79)。

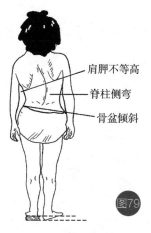

肩胛不等高

脊柱侧弯

骨盆倾斜

图79

(应有荣、韦春德)

53. 为什么青少年脊柱侧弯症患者骨盆倾斜单纯整骨盆无效?

答:脊柱是统一的整体,脊柱侧弯易导致骨盆的倾斜。因此，青少年脊柱侧弯骨盆倾斜的患者，其发病根本在于脊柱侧弯。在不纠正脊柱侧弯的前提下，单纯地进行骨盆正骨是无效的（图80）。

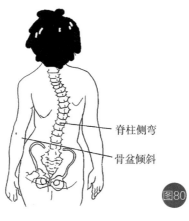

脊柱侧弯

骨盆倾斜

图80

（应有荣、韦春德）

54. 为什么引体向上锻炼能防治青少年脊柱侧弯症？

答：临床常见青少年脊柱侧弯症多为一侧腰大肌不发育变小，导致腰椎双侧力学失衡，引起腰椎椎体旋转、侧弯，继发胸椎侧弯。同时，脊柱的侧弯进一步破坏整体力学的失衡。因此，在治疗上，首要目的是恢复、改善动力肌肉韧带。引体向上锻炼（图81）能调整竖脊肌、腰大肌的维系力，通过增强其活力和韧性，维护脊柱内外平衡，有利于脊柱侧弯的康复。

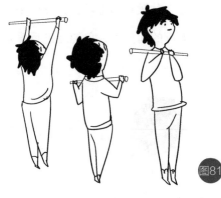

图81

（章明勇、郭正权）

55. 为什么青少年脊柱侧弯症要定期随访复查？

答：根据临床观察，青少年脊柱侧弯一般于6~7岁出

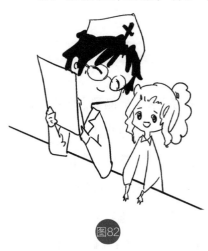

图82

现，起初为轻度侧弯，常在10°左右，随着患儿进入青春期，每年侧弯度数会逐渐加大，故需定期随访。另外，对于青少年脊柱侧弯症患者进行治疗时，也应定期随访复查脊柱X光片，观察其侧弯度数变化（图82）。

（李晓梦、韦春德）

56. 为什么要在学校推广青少年脊柱侧弯症防治知识?

答:近年来,青少年脊柱侧弯症发病率逐年升高,而学校作为青少年的一个重要集中地,推广青少年脊柱侧弯症防治知识,能使青少年脊柱侧弯症得到早期发现、早期治疗,预后良好(图83)。

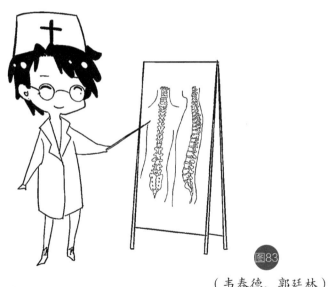

图83

(韦春德、郭廷林)

57. 为什么青少年脊柱侧弯症 20° 以内不影响外观?

答:就胸段侧弯而言,20° 以内侧弯躯干具有较好的

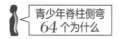

自我代偿能力，故外观不明显。所以早期的诊疗更为重要（图84）。

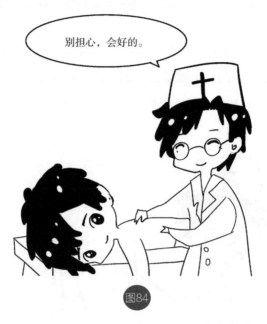

别担心，会好的。

图84

（韦春德、喻勤军）

58. 为什么青少年脊柱侧弯症18岁以后治疗比较困难？

答：因为长期的侧弯会导致凹侧椎骨的塌陷，所以18岁以后的成年侧弯非手术治疗比较困难，且18岁以后胸廓已定型，胸椎侧弯更难纠正。但是具体病例具体分析，如果椎体塌陷不严重，也可以进行非手术治疗改善侧弯度数（图

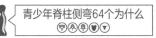
85、图 86）。

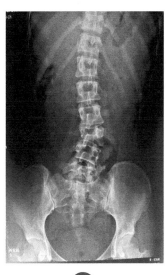

图85

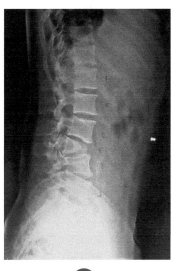

图86

（应有荣、胡思进）

59. 为什么对青少年脊柱侧弯症的患者 18 岁以前不主张手术治疗及佩戴支具？

答：18 岁以前的青少年脊柱具有良好的发育及调整能力，通过中医整脊疗法，能较好地改善侧弯，故不主张手术治疗及佩戴支具（图 87、图 88）。

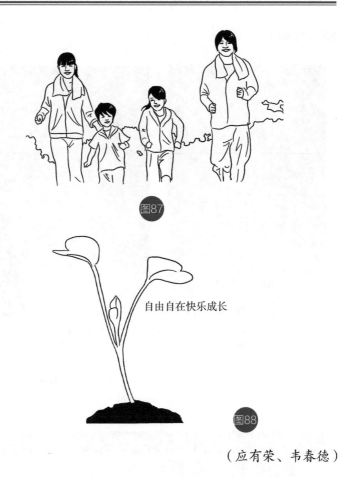

图87

自由自在快乐成长

图88

（应有荣、韦春德）

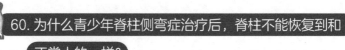

60. 为什么青少年脊柱侧弯症治疗后，脊柱不能恢复到和正常人的一样？

答：因为脊柱内含脊髓神经，是支配全身脏器及上下肢

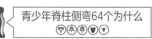

运动的，青少年脊柱侧弯，其内含的脊髓神经也随之侧弯，如果强行矫正脊柱侧弯，则脊髓神经易受挤压断裂，导致瘫痪。因此，一般改善8°~15°，而且是逐步改善的，不会影响脊髓神经的功能。因此，青少年脊柱侧弯能改善8°~15°就是较为理想的效果了（图89、图90）。

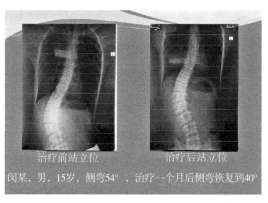

治疗前站立位　　　　治疗后站立位

闵某，男，15岁，侧弯54°，治疗一个月后侧弯恢复到40°　图89

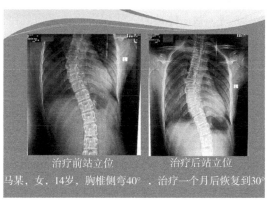

治疗前站立位　　　　治疗后站立位

马某，女，14岁，胸椎侧弯40°，治疗一个月后恢复到30°　图90

（韦春德、应有荣）

61. 为什么青少年特发性脊柱侧弯症胸椎矫形术后不适用华佗夹脊针刺法？出现相关症状怎么办？

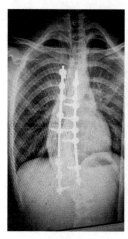

图91

答：青少年特发性脊柱侧弯症胸椎矫形术后脊柱的解剖位置不明确（图91），行华佗夹脊针刺法有可能因解剖位置改变而刺到内脏、神经等，针刺到内固定钉板导致针尖变形或断裂的风险也高，所以，青少年特发性脊柱侧弯症胸椎矫形术后，不适用华佗夹脊针刺法。

出现局部冷硬、运动不适等相关症状、体征时，建议采用局部药熨和分证论治的口服药物治疗。

（曹书勤、郭廷林）

62. 为什么青少年特发性脊柱侧弯症胸椎矫形术后不适用过伸提胸法？出现相关症状怎么办？

答：青少年特发性脊柱侧弯症胸椎矫形术是靠胸椎多节段钉棒系统内固定，术后行过伸提胸法有可能出现钉道的椎体骨折、内固定物松动或者断裂等，故青少年特发性脊柱侧弯症胸椎矫形术后不适用过伸提胸法。

出现胸背酸胀、痉挛、压痛，可触及结节或条索状物时，建议采用局部药熨和分证论治的口服药物治疗。

（曹书勤、郭廷林）

63. 为什么青少年特发性脊柱侧弯症腰椎矫形术后不适用四维牵引法？出现相关症状怎么办？

答：青少年特发性脊柱侧弯症腰椎矫形术是靠腰椎多节段钉棒系统内固定，术后行四维牵引法有可能出现钉道的椎体骨折、内固定物松动或者断裂等，而且内固定矫形后的脊柱结构力学已经改变，四维调曲无从实施，所以青少年特发性脊柱侧弯症腰椎矫形术后不适用四维牵引法。

出现腰痛、腰部活动受限、竖脊肌紧张、直腿抬高试验阴性时，建议采用局部药熨和分证论治的口服药物治疗。

（曹书勤、郭廷林）

64. 为什么青少年脊柱侧弯症中医古书称为"龟背"？

答：清乾隆七年（1742 年），吴谦等编著的中医经典著作

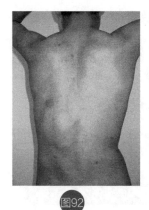

图92

《医宗金鉴》卷三十五"幼科杂病心法要旨"中，将现代所称的青少年脊柱侧弯症名为"龟背"，指侧弯的患者背部外观似乌龟的背部一样（图92~图94）。"龟背坐早被风吹，伛偻背高状如龟，内服松蕊丹缓治，外用灸法点龟尿。""注：龟背者，因婴儿坐早，被客风吹入脊髓，导致伛偻曲折，背高如龟，往往为终身痼疾。"

此指胸腰椎侧弯的青少年背部隆起的形状，也是中医学对青少年脊柱侧弯症的最早描述。

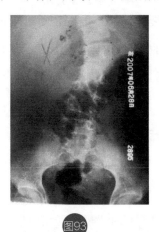

图93

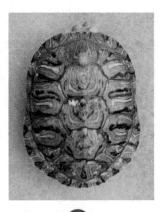

图94

（韦春德、郭廷林）